INSTRUCTION

RELATIVE A L'USAGE

DES EAUX MINÉRALES D'URIAGE,

PUBLIÉE par ordre de M. le Baron D'HAUSSEZ, Maître des Requêtes au Conseil d'État, Préfet du département de l'Isère.

PAR M. BILLEREY, Docteur en Médecine de la Faculté de Paris, premier Médecin et Professeur de Médecine Clinique, de Matière Médicale et Thérapeutique, à l'Hôpital civil de Grenoble, Membre du Jury médical et Inspecteur des Eaux minérales du département de l'Isère, Inspecteur particulier des Eaux d'Uriage.

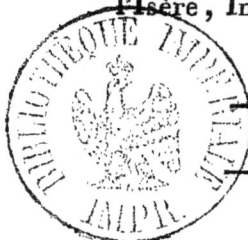

PRIX : 3o centimes.

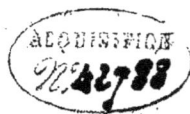

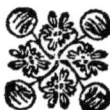

A GRENOBLE,

De l'imprimerie de F. ALLIER, Imprimeur du ROI et de la Préfecture, cour de Chaulnes.

1821.

Se vend chez

{ F. ALLIER, Imprimeur et Marchand
Papetier, en gros et en détail ;
Tous les Libraires, à Grenoble ;
Et le sieur *Brun*, à Uriage.

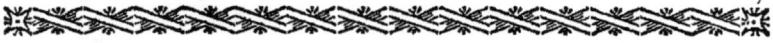

INSTRUCTION

RELATIVE A L'USAGE

DES EAUX MINÉRALES D'URIAGE.

LES eaux minérales d'Uriage, dont on a fait usage jusqu'à ce jour, à titre de purgatif, le plus souvent sans aucune espèce de discernement, et dans l'unique objet de se purger, plus ou moins abondamment, sont devenues, dans ces derniers temps, le sujet d'observations les plus importantes pour les gens de l'art, dont elles ont fixé naguères l'attention. Il en est résulté que ces eaux convenablement administrées, d'après les vues rationnelles les mieux établies, sont reconnues aujourd'hui pour être douées des qualités les plus salutaires et les plus efficaces pour la guérison des douleurs rhumatismales et des affections cutanées de toute espèce. Les succès éminens obtenus par les médecins, n'ont pas tardé d'attirer aussi l'attention de l'Administration, qui met au rang de ses premiers devoirs, celui de protéger et d'encourager tout ce qui peut concourir au bien public, et sur-tout au soulagement de l'humanité souffrante. C'est pour atteindre un but aussi louable, qu'elle a ordonné, à la source de ces eaux, des recherches dont le résultat le plus satisfaisant, obtenu jusqu'à ce jour, promet de plus grands succès encore, qui assureront dans ce local, la réédification du vaste et important établissement thermal qu'y avaient fondé les Romains, et qui, enseveli pendant une longue suite de siècles, sous une masse énorme détachée de la montagne qui le dominait, est resté ignoré jusqu'à présent. C'est dans le même objet, qu'un médecin-inspecteur a été désigné, non-seulement pour suivre les travaux relatifs à l'établissement projeté, mais encore à l'effet de diriger le traitement des personnes qui, pour leur santé, ont recours à l'usage de ces eaux, jusqu'à ce que les règlemens qui régissent les établissemens d'eaux minérales, puissent être mis en vigueur auprès de cette fontaine.

Les malades, en général, devraient être bien convaincus du danger que pourrait occasionner chez eux, l'usage de ces eaux, sans avoir préalablement soumis leur état au médecin-inspecteur, ou à tout autre, et avoir pris leur avis ; cette précaution, que la prudence commande, ne pourrait avoir qu'un résultat heureux, car leur cure dirigée jusqu'à la fin, ainsi que cela se pratique dans les autres établissemens de ce genre, préviendrait beaucoup de suites funestes et déplorables qu'entraîne trop souvent une aveugle routine. Mais comme l'insouciance, concernant la santé, est quelquefois portée à un tel point, que les malades négligent à cet égard leurs plus chers intérêts, on a cru devoir publier provisoirement l'instruction suivante, résultat de l'expérience acquise jusqu'à ce jour par le médecin-inspecteur et par plusieurs autres qui se sont livrés à l'observation des propriétés et des vertus de ces eaux.

De leurs vertus.

Les eaux minérales d'Uriage conviennent éminemment contre toutes les douleurs rhumatismales chroniques, même avec engorgement des articulations, contre les tumeurs et les ulcères scrophuleux et dartreux, les obstructions indolentes des viscères abdominaux, et en général contre la gale, les dartres et toutes les espèces de maladies chroniques et invétérées de la peau.

De leurs propriétés et de la manière d'en user.

Ces eaux, de nature saline et sulfureuse, étaient naguères mélangées avec environ un tiers ou moitié d'eau commune ; et dans cet état, elles jouissaient d'une propriété purgative remarquable, qui attirait à leur source une foule d'individus, dans la

seule vue de se purger; ce qui durait deux ou
trois jours, après lesquels ils se retiraient. Et
comme il n'y avait sur les lieux aucun médecin
pour en déterminer les doses, il en résultait qu'on
voyait souvent des imprudens, abusant de leur
force et de leur constitution, porter cette dose
jusqu'à 12 et 15 litres par jour, ce qui les super-
purgeait à outrance. Une conduite aussi inconsi-
dérée devait être et était en effet presque toujours
suivie d'inflammations d'entrailles plus ou moins
violentes et dangereuses. Ce n'était pas ainsi cer-
tainement que les médecins instruits les prescri-
vaient. Quoi qu'il en soit, d'après l'état actuel de
ces eaux, le degré de leur concentration et l'aug-
mentation de leur température, elles peuvent être
administrées d'après les méthodes suivantes : 1.º en
boisson; 2.º en bains; 3.º en lotions; 4.º en lavemens; 5.º en douches.

De leur usage, sous forme de boisson.

On peut les administrer sous cette forme, à
dose plus ou moins forte, suivant l'indication
qu'on se propose. Employées à dose suffisante,
elles sont un assez bon purgatif salin; mais elles
n'agissent pas seulement de cette manière, comme
le pense le vulgaire; à des doses moindres et sans
déterminer aucune évacuation, elles n'en ont pas

moins une action peut-être plus efficace, comme on va l'établir.

De leur usage, sous forme de boisson à titre de purgatif.

Ainsi que nous venons de l'observer, avant les travaux qui ont été récemment faits pour obtenir l'épuration de ces eaux, elles se mélangeaient avec une grande quantité d'eau commune ; et ce qui paraîtra étonnant, c'est que leur concentration actuelle, bien loin d'avoir augmenté leurs propriétés purgatives, les a au contraire diminuées ; cette circonstance est due à ce que la propriété purgative dépendait secondairement de leur combinaison avec l'eau commune qui en opérait la décomposition partielle ; il suit de là qu'il serait extrêmement imprudent aujourd'hui d'en porter la dose aussi loin qu'on le faisait autrefois dans l'objet de se purger, ce qui occasionnerait dans l'estomac et dans les intestins des ravages bien plus dangereux que ceux auxquels avaient donné lieu les abus antérieurs. Il faut donc, lorsqu'on veut employer cette eau à titre de purgatif, se borner à en opérer le mélange en parties égales avec l'eau commune ; faire cette opération la veille, pour qu'il y ait décomposition et nouvelle combinaison ; boucher bien hermétiquement le vase, pour ne point perdre de gaz (1); avaler ensuite cette eau par verrées le matin à jeun, de demi-heure en demi-heure. Mélangée dans cette proportion, on se bornerait à 4 à 5 bouteilles par jour. On peut toutefois en augmenter ou diminuer la dose, de manière seulement à se procurer deux ou trois selles dans la journée. Il serait, dans tous les cas, nécessaire et très-avantageux de commencer la cure par une médecine ordinaire, où il entrerait de la manne et du séné, dans l'objet de vider le canal intestinal des matières fécales les plus consistantes, que les purgatifs salins n'évacuent que très-difficilement, et encore incomplètement. C'est ainsi que le médecin-inspecteur en a toujours agi à l'égard de ses malades, et il n'a qu'à s'applaudir de cette méthode.

De leur usage à titre de dépuratif.

Dans les cas les plus ordinaires, et après des observations récemment répétées, jamais l'usage de ces eaux n'a été suivi d'un succès plus complet, sur-tout contre les affections cutanées, que lorsqu'elles ont été prises à dose altérante (c'est-à-dire

(1) La petite quantité de sulfate de chaux qui existe dans l'eau commune, réagit sur le muriate de soude de l'eau minérale, et il se forme du muriate de chaux et du sulfate de soude ou sel de Glauber.

sans déterminer aucune évacuation alvine, ou seulement en entretenant la liberté du ventre) : elles agissent alors comme un puissant dépuratif, par l'excitation salutaire qu'elles déterminent dans le système lymphatique. Il suffit, pour obtenir ce résultat, après s'être d'abord purgé avec une médecine ordinaire, d'en boire tous les matins, à jeun, une bouteille, plus ou moins, en plusieurs verrées, à demi-heure de distance ; et si on les trouve trop concentrées, on peut les étendre instantanément d'un tiers ou partie égale d'eau commune. La cure des eaux, administrées de cette manière, doit durer au moins quinze, vingt jours, ou un mois, suivant l'ancienneté et l'opiniâtreté de la maladie. On fera toutefois observer que la cure est beaucoup plus rapide, lorsqu'on y joint l'usage des bains.

De leur usage, sous forme de bains.

La température actuelle de ces eaux, qui s'élève, à la piscine, de 22 à 24 degrés du thermomètre de Réaumur, permet aujourd'hui de pouvoir s'y plonger à l'aise, sans avoir recours à des moyens artificiels pour la chauffer. Les bains pris ainsi naturellement sont plus efficaces, parce qu'il ne se perd point de gaz; mais s'ils conviennent parfaitement dans les cas de maladies de la peau et chez des personnes d'une constitution forte, il y aurait peut-être moins d'avantage d'en user de cette manière contre les douleurs rhumatismales, surtout chez les individus faiblement constitués. Dans ce cas, on conseille de faire chauffer jusqu'à l'ébullition, environ 12 à 15 litres d'eau minérale, qu'on verse d'abord dans la baignoire, et on finit ensuite par la remplir avec l'eau minérale ordinaire, en couvrant bien le bain avec un couvercle de bois, pour empêcher le dégagement du gaz ; de cette manière, on aura un bain de la température de 27 à 28 degrés, ce qui détermine une excitation légère, qui favorise beaucoup celle produite par l'eau elle-même. Chaque bain doit durer une heure à une heure et demie, suivant l'état de bien-être ou de mal-aise du malade, en observant toutefois, lorsque l'eau se refroidit, d'en ajouter de temps en temps de chaude, après en avoir soustrait préalablement la même quantité. La cure commencée, on doit prendre un bain tous les matins à jeun. On pourrait prendre en même-temps, à dose altérante, dans le bain, avant ou immédiatement après, l'eau en boisson, ce qui ne laisserait pas que de favoriser singulièrement la guérison. Il serait à propos que les malades, en sortant du bain, se couchassent aussitôt dans un lit, modérément chaud, pour se garantir du contact immédiat de l'air, dont l'impression brusque pour-

rait troubler la transpiration cutanée augmentée
par l'action du bain.

La cure, par l'usage des bains, doit également
durer quinze ou vingt jours, plus ou moins, suivant la durée ou l'opiniâtreté de la maladie, car
ces eaux ont cela de remarquable, que leurs effets
sont aussitôt sensibles, et qu'on voit les malades
marcher rapidement vers leur guérison, pendant
toute la durée de leur administration; de sorte
qu'on peut apprécier au moment même, les effets
qu'elles produisent journellement; avantage particulier qu'on rencontre rarement auprès des autres
fontaines minérales.

Lorsque la guérison paraît opérée, c'est-à-dire
lorsque les symptômes de la maladie sont entière-
ment détruits, il est extrêmement avantageux d'as-
surer cette guérison en continuant encore le traitement pendant cinq ou six jours.

De leur usage, en lotions.

Une troisième manière de faire usage des eaux
minérales, c'est en lotions. Cette opération, qui
est extrêmement simple, consiste à laver plusieurs
fois, dans la journée, les parties malades, avec
l'eau minérale prise à sa source et contenant le
plus de gaz possible. Cette méthode convient plus
particulièrement contre les ulcères scrophuleux,

psoriques et dartreux, et même contre toute espèce de dartres, sans en excepter la couperose : elle aide puissamment à l'action des bains et de la boisson, et hâte ainsi singulièrement la guérison (1).

De leur usage, sous forme de lavemens.

Une quatrième manière d'employer l'eau dont il s'agit, consisterait à la faire ingérer en lavement, de manière à ce que, après avoir déterminé l'évacuation des matières contenues dans le gros intestin, par un premier lavement, lorsque celui-ci serait rendu, on en prendrait un second, à la dose de la moitié de la seringue, afin que le malade pût le conserver, et que sa résorbtion eût l'effet de produire, comme dans l'ingestion par l'estomac, une action dépurative.

Cette méthode, sur laquelle on n'a point encore assez d'expérience, pour les eaux d'Uriage, mais qui est usitée avec avantage dans presque tous les établissemens de sources minérales, pourrait être employée avec succès par les personnes chez lesquelles il existerait une irritation ou une affection quelconque dans l'estomac, soit une trop grande

(1) Cette eau jouit de la propriété remarquable de décrasser promptement et d'assouplir admirablement le tissu de la peau, de sorte qu'on peut encore s'en servir comme d'un excellent cosmétique.

susceptibilité de cet organe qui les empêcherait de pouvoir la supporter en boisson.

De leur emploi, sous forme de douches.

Cette méthode que nous plaçons ici la dernière, quoiqu'elle tienne le premier rang dans les autres établissemens thermaux, pourra bientôt aussi prendre à Uriage la place qui lui est due; car, indépendamment de l'espérance que l'on a d'obtenir, par des recherches ultérieures, l'eau à un très-grand degré de chaleur, attendu qu'à mesure que les fouilles ont avancé vers la source, la température de l'eau s'est élevée, il a été trouvé dans l'établissement des Romains, les preuves les plus certaines que l'eau était thermale, à un très-haut degré (1).

On ne pourrait, en l'état, avoir recours à ce moyen, qu'en faisant chauffer une partie de l'eau artificiellement jusqu'à la température convenable; ce qui, sans doute, ne serait pas sans résultat

---

(1) On a trouvé dans les bains antiques, découverts à Uriage, une pierre percée, comme un crible, de trous de différentes grandeurs, dont l'usage servait évidemment à l'administration des douches, et des soupiraux en terre cuite, destinés, par leur structure, à dégager l'excès du gaz dans les bains de vapeur.

On fera aussi observer que non-seulement l'eau a augmenté de température, mais encore qu'elle a au moins quadruplé

plus ou moins avantageux , en attendant que l'eau
thermale naturelle permette de faire mieux.

On pourrait employer ce procédé contre les
affections rhumastismales , rebelles à tous les autres moyens.

Du régime à suivre pendant l'administration des eaux.

En général , le régime alimentaire doit être
doux , quoique n'impliquant pas une très - grande
sévérité dans le choix des alimens ; il suffit seulement que les malades se privent de substances
âcres , salées et épicées , telles que la salade et les
différentes espèces de viandes salées , et qu'ils
s'abstiennent de café et de toute espèce de liqueurs
alcooliques , qui , au reste , leur sont contraires ,
même lorsqu'ils ne subissent aucun traitement.

Telles sont les règles que l'on peut établir dès-
à-présent sur l'administration des eaux minérales
d'Uriage. Il n'est pas douteux que ces préceptes
ne doivent être un jour modifiés par les décou-
vertes de la source thermale , dégagée de l'eau
commune qui en altère la pureté. C'est à cette
époque seulement qu'il sera permis de faire une
analyse exacte de cette eau salutaire , dont le

---

de volume , ce qui prouve qu'il s'en perdait et qu'il s'en
perd encore une très grande quantité.

médecin - inspecteur s'empressera de publier le résultat; par la même raison, il pourra modifier ses conseils actuels, en faisant usage des fruits de l'expérience et de l'observation qu'il aura recueillis dans son administration, en y apportant toute l'attention et l'application dont il est capable. On observera, à cet égard, que pour que les faits sur lesquels il s'appuiera soient plus authentiques, M. le Préfet du département de l'Isère, a pris un arrêté, le 18 juin 1821, par lequel il a nommé une commission, composée de quatre médecins, dans l'objet de constater par des procès-verbaux, l'état des malades les plus gravement affectés, qui doivent être soumis au traitement des eaux, ainsi que les résultats qui auront été obtenus, la cure étant terminée; ce qui procurera déjà une masse d'observations qui pourront jeter le plus grand jour sur leurs propriétés et leurs vertus, et apporter peut-être des modifications avantageuses aux préceptes qu'on vient de donner.

(*Nota.*) On trouvera chez le sieur *Brun*, à la ferme de M. Perrier, dans le voisinage d'Uriage, le logement, la nourriture et toutes les commodités que les circonstances locales peuvent permettre dans un établissement naissant.

Le médecin-inspecteur se fera un devoir de se rendre à la source, au moins trois fois par semaine, et plus souvent encore, si l'affluence des malades rendait sa présence plus fréquemment nécessaire. Non-seulement il donnera des conseils pour une direction convenable, mais encore il recueillera toutes les observations destinées à faire connaître à l'Administration et au Public, les résultats de l'emploi des eaux qui, jusqu'à ce jour, ont été livrées à la routine du vulgaire, ou à un aveugle empirisme.

F I N.

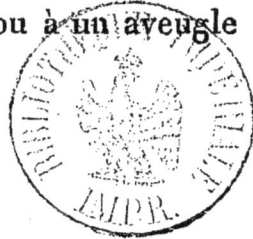

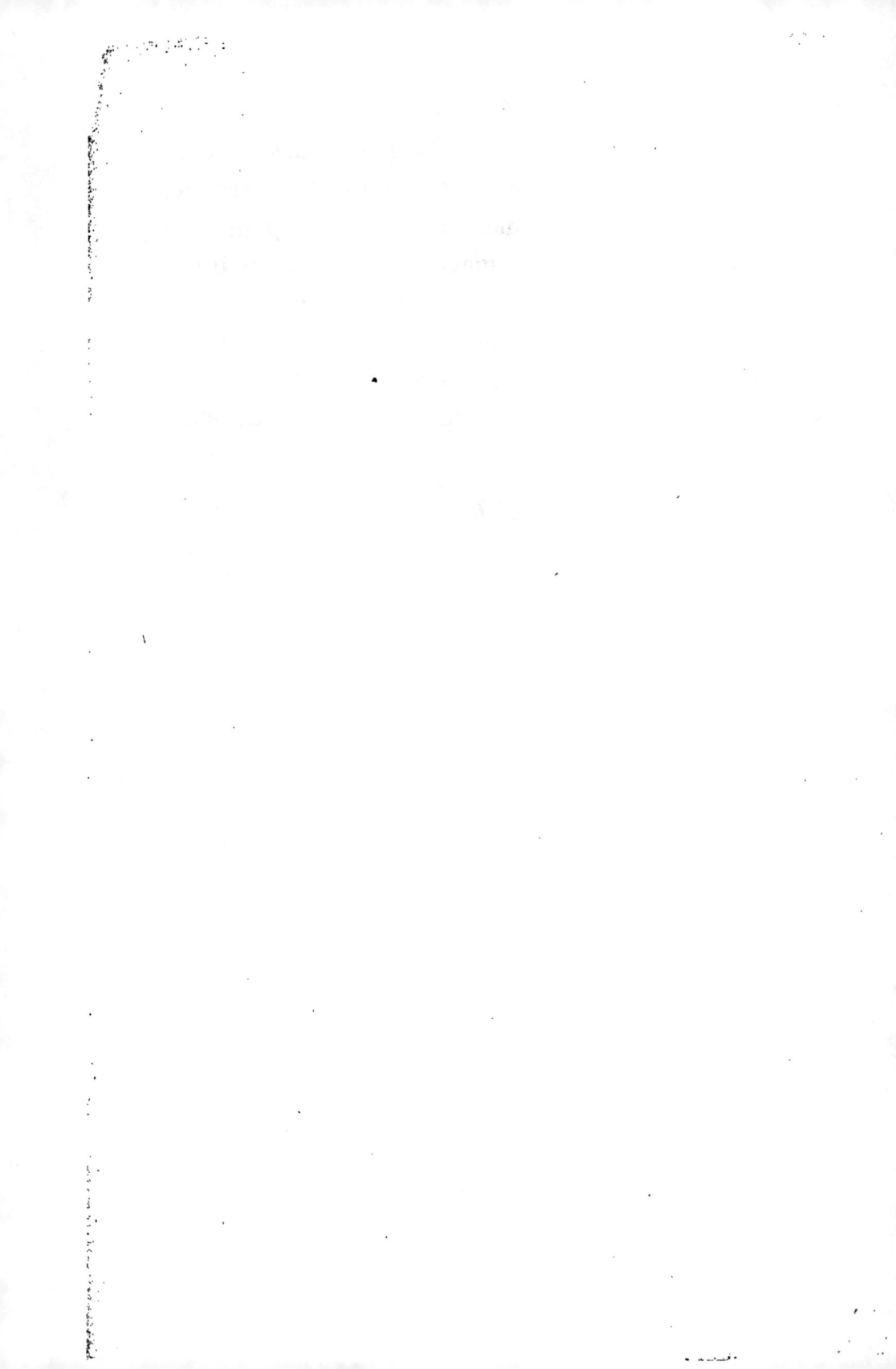

www.ingramcontent.com/pod-product-compliance
Lightning Source LLC
Chambersburg PA
CBHW050405210326
41520CB00020B/6470